Wenn ihr an Nesseln streifet,
So brennen sie;
Doch wenn ihr fest sie greifet,
Sie brennen nie.
So zwingt ihr die Feinen,
Auch die gemeinen Naturen nie.
Doch preßt ihr wacker
Wie Nußaufknacker,
So zwingt ihr sie.

Friedrich Rückert

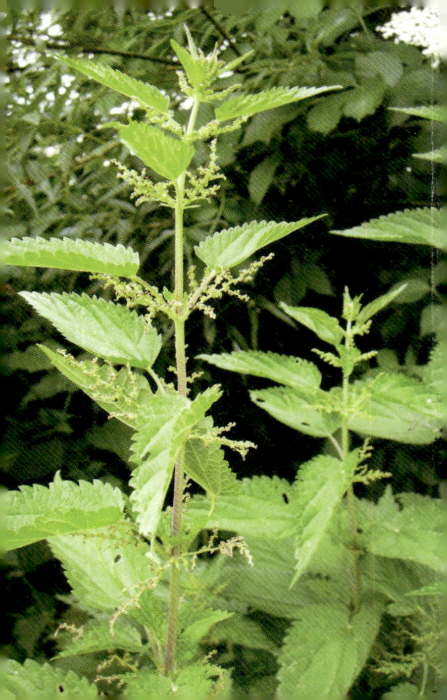

Brennnessel
Die Alleskönnerin

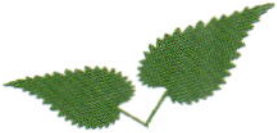

von
Grit Nitzsche

Trotz gewissenhafter Bearbeitung kann eine Haftung für den Inhalt nicht übernommen werden. Für aktuelle Ergänzungen und Anregungen ist der Verlag jederzeit dankbar. Wir bedanken uns bei allen, die uns unterstützt haben.

Impressum

© 2016 BuchVerlag Leipzig GmbH
Gerichtsweg 28, 04103 Leipzig
Tel.: 0341/493574-0, Fax: 0341/493574-40
www.buchverlag-leipzig.de

Bildnachweis: Seite 126
Gestaltung und Satz: Catharina Ende, Leipzig
Druck: Druckhaus Gera
Bindearbeiten: Müller Buchbinderei GmbH, Leipzig
Printed in Germany

3. Auflage 2023
ISBN 978-3-89798-497-4

Inhalt

Pflänzchen »Rühr-mich-nicht-an«?

Wenn es eine Pflanze »Rühr-mich-nicht-an« gibt, die jeder seit Kindertagen kennt und mit der man nicht die besten Erinnerungen verbindet, dann ist das die Brennnessel. Sie hat uns die Erfahrung vom Umgang mit ihr schmerzhaft eingebrannt. Ihren schlechten Ruf hat sich diese wehrhafte Pflanze redlich erworben, aber nicht verdient. Dieses Buch will zeigen, dass der Tausendsassa auf sehr vielen Gebieten punkten kann, die unser tägliches Leben betreffen – wenn wir es nur zulassen. Ihre Fähigkeiten, Gutes zu tun, sind vielfältig: Man kann mit ihr

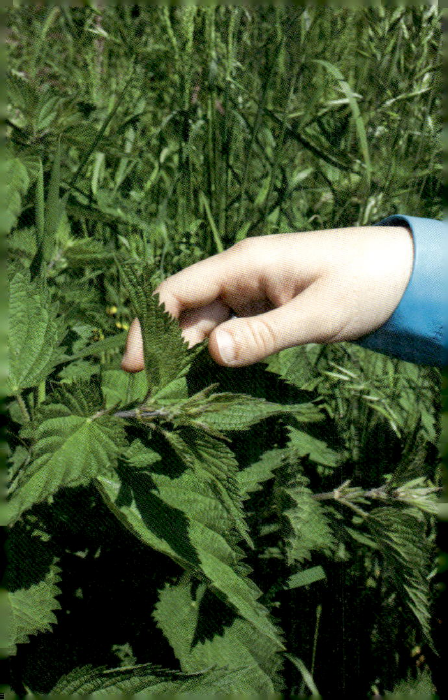

schmackhafte Speisen zubereiten, sie für Kosmetik und Medizin verwenden, ihre Fasern für Textilien gewinnen oder diese mit ihr färben, man kann Gartendünger herstellen und anderes mehr.
Schon seit alters her ist diese heimische Pflanze verschrien, wird aber gleichermaßen gut genutzt. Die Signaturlehre, die bereits in früheren Jahrhunderten angewendet und von Paracelsus systematisiert wurde, sieht in den äußeren Zeichen einer Pflanze ihr Wesen und damit auch ihre Bestimmung. Feuer ist das Element der Nesseln, das hat wohl jeder schon gespürt. So wurde die angriffslustige Pflanze dem Kriegsgott und Planeten Mars zugeordnet. Sie stachelt uns an, regt an, macht lebendig und aufmerksam,

versetzt uns direkt ins Hier und Jetzt – perfekt also für eine Frühjahrskur! Mit ihrer entgiftenden Wirkung hilft sie uns, besser mit Umwelteinflüssen klarzukommen, »uns zu wehren«. Auch im Märchen, in dem ein Mädchen ihre Brüder von einem Fluch befreien muss und die Brüder schließlich mithilfe von Nesselhemden von ihrem Schwanendasein erlöst, findet sich dieser Aspekt – neben der Tatsache, dass anscheinend Nesseln früher für Textilien gang und gäbe waren. Schwäne galten unseren Ahnen immer als Mittler zwischen dieser Welt und der der Ahnen und waren ein Symbol für jenseitig oder nicht komplett gegenwärtig. Was lässt sich dem Besseres entgegensetzen als die Brennnessel?

Wie man an ihren rötlichen jungen Blättern und roten Stielen sieht, gehört auch das Metall Eisen in den Signaturkreis der Brennnessel. Tatsächlich ist der enorm hohe Chlorophyllgehalt der Pflanze vor allem für blässliche, blutarme (und damit oft unter Eisenmangel leidende) Menschen ein Segen. Die meist giftgelben Wurzeln wurden als Hinweis auf die Nieren anregende Wirkung gedeutet. Die Brennnessel kommt selbst mit fetten Böden gut klar – und hilft manch einem auch nach der »Fettlebe«, also bei Gicht. Und ebenso wie sie feuchte und für uns ungemütliche Orte bevorzugt, hilft sie uns auch, wenn wir z.B. mit solchen Orten nicht klarkommen: beispielsweise bei Rheuma.

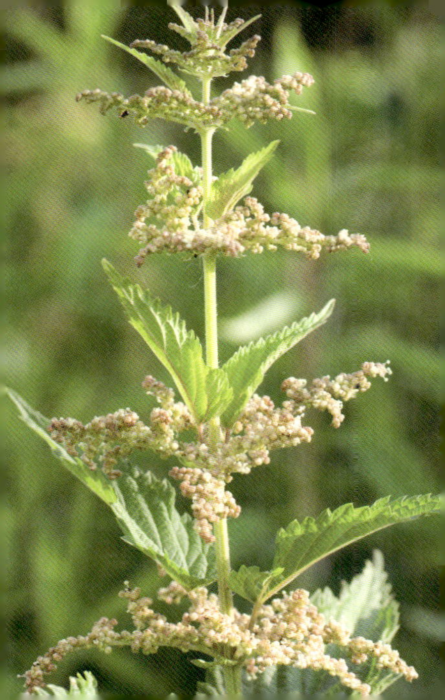

Schon Plinius empfiehlt Brennnesseln als gesundes Gemüse, Hippokrates erwähnt ihre harntreibende Wirkung. In einem Lehrgedicht aus dem 11. Jahrhundert von Odo Magdunensis wird die Pflanze fast als Allheilmittel beschrieben. Mit ihr wurden Lebererkrankungen, Verdauungsprobleme und Gelenkschmerzen behandelt und auch Hildegard von Bingen hält junge gegarte Brennnesseln für eine Wohltat für den Magen. Albertus Magnus empfiehlt die Samen gegen Asthma und im 17. Jahrhundert beschreibt Lonicerus gleich auf vier Seiten den Gebrauch der Nesseln. Seit alter Zeit ist man sich also in der Wertschätzung für diese wehrhafte Pflanze einig.

Botanik

Die Brennnessel ist eine ausdauernde Pflanze, die sich in den gemäßigten Breiten überall dort zu Hause fühlt, wo der Mensch seine Spuren hinterlässt. Sie wird bis zu 1,50 Meter hoch. Am grün-braunen, vierkantigen Stängel sitzen grau-grüne, stark gesägte Blätter, kreuzgegenständig, d.h. paarweise und jedes Paar um 90° versetzt angeordnet. Die Pflanze ist mit glasigen Nadeln überzogen. Der kriechende zähe Wurzelstock verästelt sich stark. Wie der lateinische Name der Großen Brennnessel (lat. *Urtica dioica*, griechisch: dyo für zwei) verrät, ist sie zweihäusig, das heißt, es gibt männliche und weibliche Pflanzen.

Brennnesseln stehen am liebsten auf nährstoffreichen, also meist bestens gedüngten Böden. So findet man sie reichlich auf Schwemmland an Bach- und Flussufern. Im Gefolge des Menschen siedeln sie auch an Wegrändern, auf verlassenen Deponien und Schutthalden, aber auch auf Hühnerhöfen (meist als einzige Pflanzen, die es mit so scharfem Dung noch aushalten); man findet sie in der Nähe von Mistgruben oder Komposthaufen und auch am Rande unserer Industrieäcker. Sie siedeln überall, wo der Mensch Abfälle, Ausscheidungen und sogar chemisch oder industriell Erzeugtes hinterlässt.
Faszinierenderweise sorgen sie auf diese Weise überall dort wieder für Gleichgewicht, wo der Mensch den Bo-

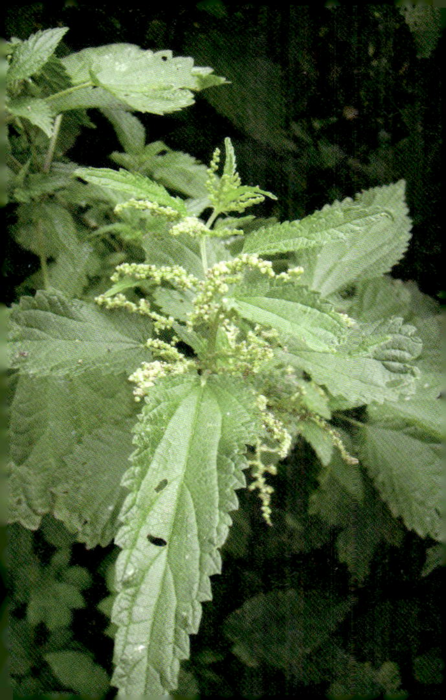

den »misshandelt« und das Bodenleben zerstört hat, indem sie Stickstoff und Eisen aus dem Boden aufnehmen und in Eiweiß umwandeln. Und meist werden sie an einem solchen Fleck nach einigen Jahren auch wieder kleiner und weniger, teilen sich das Gelände mit anderen Pflanzen und zeigen so dessen allmähliche Gesundung an.

Wichtiger Tipp: Das bedeutet auch, dass man als Sammelort besser nicht die Plätze wählen darf, an denen die prächtigsten Brennnesseln oder überhaupt keine anderen Pflanzen stehen!

Vermehrung

Brennnesseln lassen sich vom Wind bestäuben und haben deshalb sehr unscheinbare kleine grüne Blüten, die wie an Perlenschnüren aus den Blattachseln hängen. Eine Pflanze trägt männliche oder weibliche Blüten. Auch wenn Ihnen dieser Unterschied bisher nie aufgefallen ist, lässt er sich mit bloßem Auge erkennen. Wenn die Nesseln zu blühen beginnen, entwickeln einige eher gelblich erscheinende Blüten, von denen jede bei genauerem Hinsehen tatsächlich einen zarten Kranz mit gelben Pollen an der Spitze trägt – die »Herren«. Die weiblichen Blüten dagegen sind eher unscheinbar grün, dafür aber deutlich praller – »weiblich« eben.

Spätestens aber, wenn reife Nüsschenpakete an einigen (weiblichen) Pflanzen und an anderen nur vertrocknete braune Fädchen hängen, wird der Unterschied deutlich. Außerdem vermehren sich Brennnesseln aber zum Ärger vieler Gärtner auch vegetativ über Wurzelausläufer oder Achselsprosse, das heißt, wenn der Stängel nach unten gebogen wird, schlägt er bei Berührung mit dem feuchten Boden an einem Knotenpunkt wieder Wurzeln! Warum sich der Gärtner über Brennnesseln nicht zu sehr ärgern sollte, finden Sie im Kapitel »Die Brennnessel im Bio-Garten« ab S. 31.

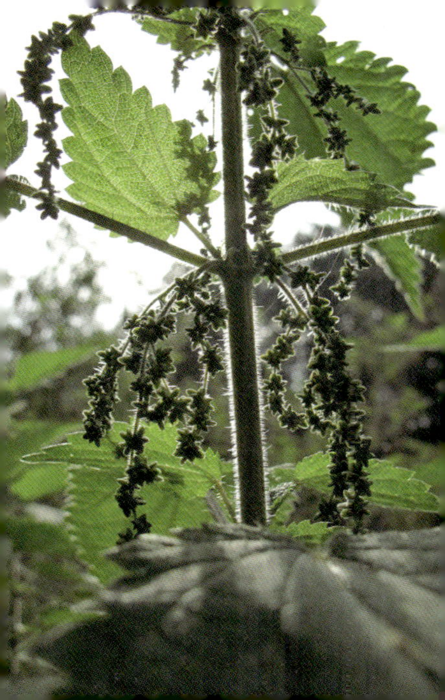

Was »brennt« denn da?

Früher hielt man diese wehrhafte Pflanze für magisch und unheimlich. Schließlich sehen ihre feinen Härchen gar nicht so gefährlich aus wie Rosenstacheln oder Schlehendornen. Aber sie sind perfekt aufgebaute »Injektionsspritzen«: Auf der Blatt- oder Stängeloberfläche sitzt zunächst ein Sockel, eine mit Nesselgift gefüllte Verdickung, der Bulbus. Aus ihr ragt eine starre nadelartige dünne Röhre, die mit einer Art kleinem Stöpsel abschließt. An der dünnsten Stelle zwischen beiden, der eingebauten Sollbruchstelle, springt das Köpfchen schon bei der leisesten Berührung ab und gibt damit die Kanüle frei, die die Haut ritzen kann. Jede leichte Bewegung der Röhre führt am Sockel zu einem »Blasebalgeffekt« und sorgt dafür, dass der brennende Saft in der Röhre aufsteigt, austritt und in die Wunde eindringen kann, ganz wie die Spritze beim Arzt. Daraufhin entsteht die allseits bekannte und unbeliebte Rötung und Schwellung durch eine schmerzhafte Entzündungsreaktion.

Die Brennhaare auf der Oberfläche sitzen leicht nach oben bzw. außen gerichtet. Streicht man in dieser Richtung an ihnen entlang, bleiben sie intakt und verletzen die Haut nicht. Das war in Kindertagen eine unserer Mutproben: Umschließe den Brennnesselstiel am unteren Ende mit der hohlen Hand und ziehe sie über die gesamte Nessel hin nach oben – folgenlos!

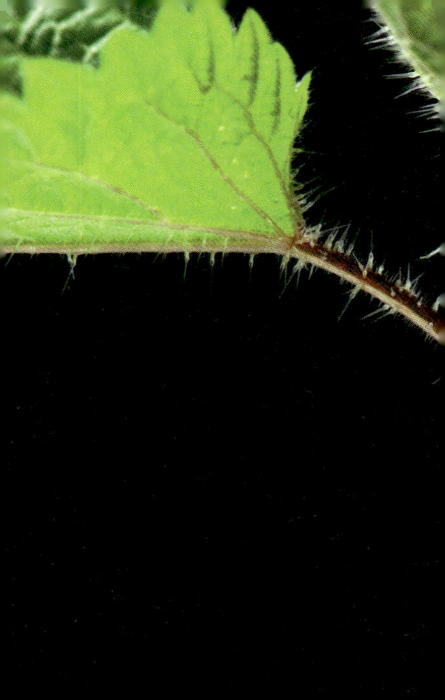

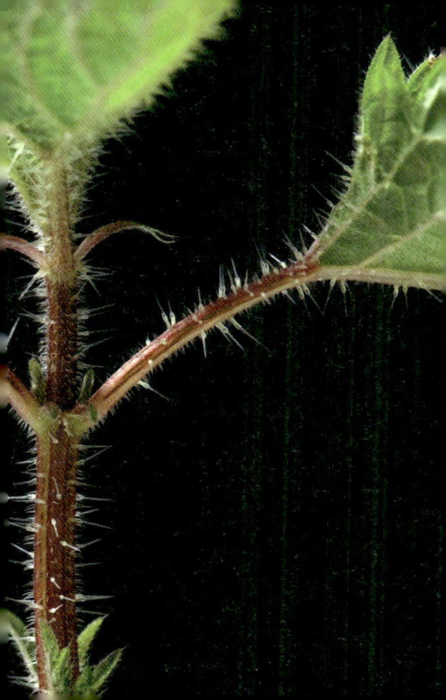

Übrigens besitzt die große Brennnessel längere und kürzere Brennhaare, die kürzeren sind ungefüllt und brennen nicht. Sie sitzen vor allem auf der dunkelgrünen Blattoberseite, die fast keine langen und brennenden Härchen aufweist und quasi ungefährlich ist. Auf der Blattunterseite und an den Stängeln dagegen sitzen vor allem gefüllte lange Härchen. Die seltenere Kleine Brennnessel *(Urtica urens)* dagegen hat nur gefüllte Brennhaare und brennt dadurch viel heftiger!

Vor der Nutzung der Brennnessel für die vielen verschiedenen Anwendungen steht jedenfalls zunächst die Ernte und damit die etwas leichter fällt, habe ich einige Tipps.

Sammeln & Verarbeiten

Pflücken sollte man die **Blätter** wohl am besten mit Handschuhen, wenn die Menge für eine ganze Mahlzeit zusammen kommen soll. Sonst muss man mutig und sehr fest zufassen, das hindert die feinen Nadeln, die Haut zu verletzen, bevor sie zerbrechen.

Besonderer Tipp: Für alle mutigen Sammler und Gärtner ohne Handschuhe ist es wichtig, vorher schon nach dem nächstbesten Spitzwegerich Ausschau zu halten. Spitzwegerich (im Foto S. 27) ist eine der potentesten heimischen Heilpflanzen und wirkt unter anderem reizmildernd, abschwellend, wundheilungsfördernd, um nur wenige der vielen positiven Wirkungen zu nennen. Zerdrückt man die Blätter und reibt den Saft auf die verbrannte Stelle, hilft er also, die Schmerzen zu stillen, Rötungen und Schwellungen nicht aufkommen zu lassen oder sie nachträglich zu mildern. Damit hilft er sogar psychisch, Kindern die Angst vor und Erwachsenen den Ärger auf Brennnesseln zu nehmen!

Gleich aus mehreren Gründen ist es wichtig, nur die zarte Spitze, d.h. die oberen 4 Brennnessel-Blätter zu ernten: 1. Wenn Sie die Teile des zähen, faserigen Stängels erst gar nicht mit zum Erntegut legen, müssen Sie später in der Küche nicht alles noch einmal verlesen. 2. Auf diese Weise lässt sich auch sehr genau erkennen, wann der beste Erntezeitpunkt für die Blät-

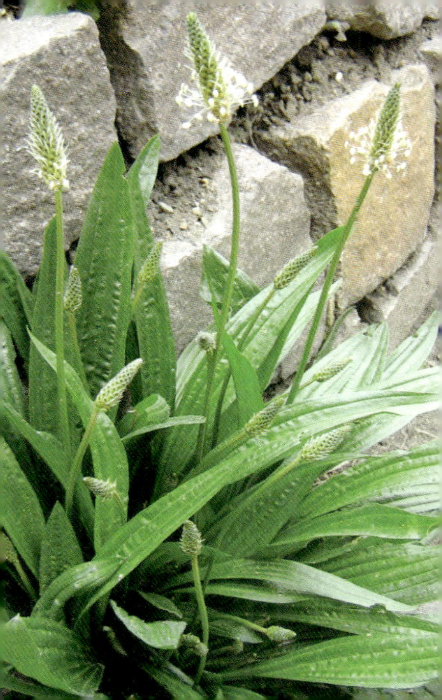

ter vorbei ist, denn sobald die Blütezeit naht, sind die Blätter an der Spitze nur noch sehr klein und nicht mehr zum Sammeln geeignet. In dieser Zeit gilt es, die **Blüten und Samen** zu erbeuten! Und außerdem haben die oberen zarten Blätter noch am wenigsten Stickstoff angereichert.

Zur Blüten- bzw. Samenernte ist es ebenso sinnvoll, mit Handschuhen zu Werke zu gehen. Am besten eignet sich der Zeitpunkt, wenn die Nüsschen bereits deutlich entwickelt, aber noch richtig grün sind, denn selbst diese winzigen Nüsschen werden mit fortschreitender Reife von harten Spelzen umschlossen, die kein Genuss wären. Dann streife ich alle Samenstände und Blätter komplett vom Stiel, zerreibe

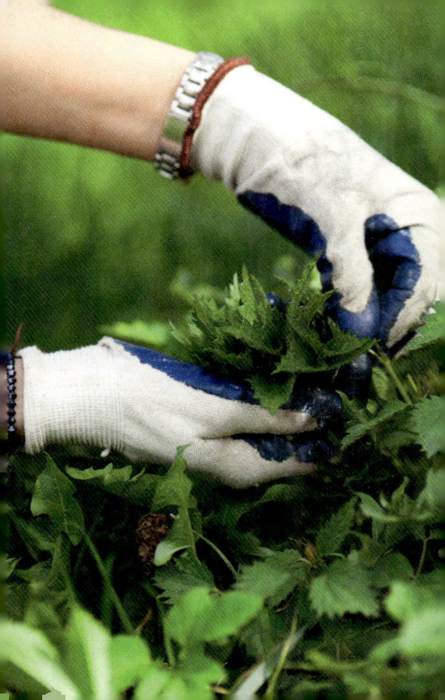

schließlich das Erntegut noch zwischen den flachen Händen und ein wenig Schütteln der Schüssel trennt die Samen von Blättern und Stielen, die sich einfach abnehmen lassen.

Die **Wurzeln** werden natürlich nur zur Wurzelerntezeit zwischen Mitte Oktober und Mitte März gegraben. Glücklicherweise zeigen ja die zähen, verrottungsfesten Stängel den gesamten Winter über die Standorte noch an. Da auch ihnen der zähe Charakter eigen ist und sie durch Ausläuferbildung großflächig aneinanderhängen, ist es besser, die Grabegabel und nicht den Spaten anzusetzen. Gut auswaschen und anschließend gegebenenfalls trocknen zum Weiterverwenden.

Die Brennnessel im Bio-Garten: die freundliche Helferin

In jedem Garten sind Brennnesseln zu Hause – fast immer irgendwo auch als ungebetene Gäste. Aber seit Generationen machen sich Gärtner auch die stickstoffanreichernden Eigenschaften der Brennnessel als Dünger zunutze. Am besten funktioniert das mit **Brennnesseljauche**, denn der Gärprozess extrahiert nicht nur alle wichtigen Stoffe, sondern schließt sie auch auf, damit andere Pflanzenwurzeln sie aufnehmen können.

Bedenken sollte man, dass eine solche Pflanzenjauche hochkonzentriert ist und unbedingt verdünnt ausgebracht werden muss, um damit das Bodenleben nicht zu schädigen. Aus dem gleichen Grund ist es ratsam, das mit Jauche angereicherte Gießwasser direkt auf die Erde im Wurzelbereich der Pflanzen zu gießen und nicht mit der Brause zu verteilen, sonst könnten damit benetzte Blätter verbrennen. Schneller und gleichzeitig milder in der Wirkung stellt man Brennnesseldünger auch in Form von **Brühe** her.

Stickstoff fördert vor allem das grüne Wachstum der Pflanzen. Für Blütenbildung und Fruchtreife sind besonders Kalium und Phosphor zuständig, von denen Brennnesseln nicht viel bieten. Stickstoffdünger aus Brennnesseln ist aber bestens geeignet für alle Jungpflanzen, die schneller und stattlicher wachsen sollen, sowie für alle stark zehrenden Blattgemüse, wie Salate, einige Kohlsorten, Mangold und auch Spinat.

Dabei gilt: In der letzten Phase der Pflanzenentwicklung nur noch wenig düngen, denn Spinat z.B. reichert bei einem Überangebot im Boden ebenfalls Stickstoff an – und zu viele Nitrate sollten unsere Lebensmittel bekanntermaßen nicht enthalten, ganz besonders nicht die aus eigener Anzucht!

Für Pflanzen, bei denen es auf die Blüten oder Früchte ankommt, eignet sich Brennnesseldünger überhaupt nur in der ersten Wachstumsphase der Pflanzenentwicklung. Später sollte man auf

Beinwell als Dünger für Paprika, Zucchini und Co. ausweichen.

Aber auch das Nesselgift, das den Gärtner beim Jäten erheblich ärgern kann, lässt sich nutzbar machen. Ein **Kaltwasser-Auszug**, der noch kaum Dünger enthält, ergibt ein wirksames Mittel gegen Blattläuse und ähnliches Ungeziefer. Pflanzen, die besonders gefährdet oder bereits von Ungeziefer befallen sind, darf man aber möglichst nicht auch mit Brennnessel düngen, denn was schnelles Emporwachsen fördert, sorgt für zarte wässrige Triebe und lässt keine Zeit zum Ausreifen und Verholzen – das werden also Pflanzen, die den stechenden und saugenden Lästlingen besonders gut schmecken!

Brennnesseljauche

Nutzen Sie für Brennnesseljauche möglichst Nesseln, die noch keine reifen Samen entwickelt haben. Das Gefäß kann aus Kunststoff oder Steingut bestehen, ein Holzfass eignet sich auch, aus Metall sollte der Bottich dagegen nicht bestehen, es könnte während der Gärung unerwünschte Stoffe freisetzen. Füllen Sie das Gefäß ungefähr bis zur Hälfte mit den grob zerkleinerten Nesseln. Etwa zu zwei Dritteln wird das Gefäß nun mit Wasser aufgefüllt, der freibleibende Raum wird gebraucht, wenn während der Gärung viel Schaum entsteht. Übrigens sollten Sie zum Auffüllen am besten sonnenwarmes

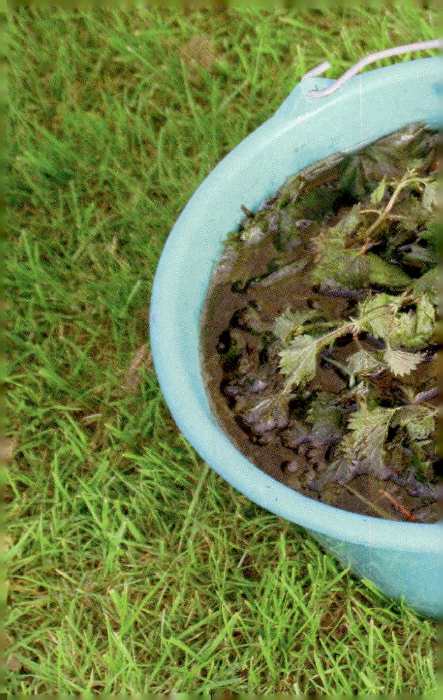

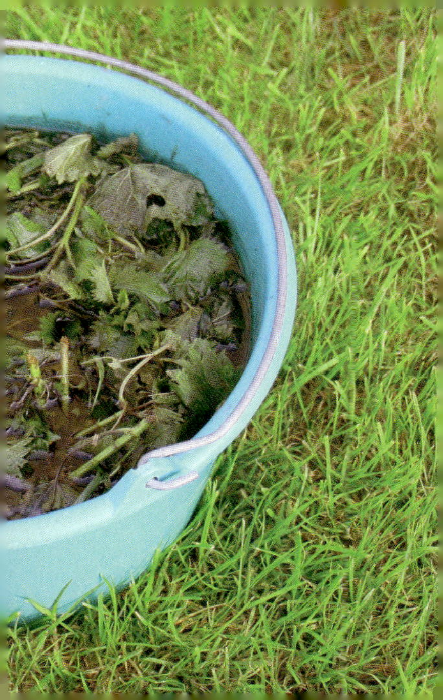

Regenwasser verwenden, die Wärme wird zum Gärungsstart gebraucht. Deshalb sollte das Fass auch möglichst in der Sonne stehen, täglich einmal gerührt werden und von Anfang an locker abgedeckt sein mit Gaze, Brettern o.ä., damit möglichst keine Tierchen dem Extrakt erliegen. Für das eigene Wohlbefinden im Garten und für den Nachbarschaftsfrieden ist es hilfreich, gelegentlich etwas Steinmehl auf die Oberfläche zu streuen, das bindet den strengen Geruch recht gut. (Steinmehl ist bei Steinmetzen, aber auch in Gartenfachmärkten zu erhalten.)

Heftige Schaumbildung zeigt die Gärung an und wenn die Flüssigkeit je nach Witterung nach zwei bis drei Wochen klar und braun ist, ist die Jauche fertig und kann benutzt werden. Sie muss dazu immer verdünnt werden! Im Mischungsverhältnis 1:10 kann man sie in den Wurzelbereich der Pflanzen gießen, für Jungpflanzen und zum Angießen von Saaten wird noch weiter verdünnt.

Brennnesselbrühe

Wenn recht schnell Dünger gebraucht wird, kann von Brennnesseln auch Brühe bereitet werden. Dazu Nesseln und Wasser im gleichen Mengenverhältnis wie bei der Jauche ansetzen, kurz aufkochen und noch einige Zeit auf der heißen Herdplatte ziehen lassen. Auch die abgekühlte Brühe sollte zur Anwendung 1:5 bis 1:10 verdünnt werden.

Brennnessel-Kaltwasserauszug

Ein solcher Auszug basiert wiederum etwa auf den gleichen Mengenverhältnissen, darf aber nur 12 bis höchstens 24 Stunden ziehen und niemals gären! Dabei werden nicht die düngenden Substanzen, sondern vor allem die brennenden Stoffe gelöst, um sie gegen Schädlinge, vor allem Blattläuse einzusetzen. Deshalb wird nicht verdünnt und der Auszug direkt auf die Plagegeister gesprüht. Allerdings ist die Wirkung umstritten, da hilft nur ausprobieren!

Futterpflanze für Schmetterlinge

Fast 50 heimische Schmetterlingsarten nutzen die Brennnessel als Futterpflanze ihrer Raupen. Für einige von ihnen ist sie sogar die einzige »Kinderstube«, ohne dass sich die einzelnen Arten dabei große Konkurrenz machen. Sie bevorzugen Nesseln an sehr verschiedenen Wuchsorten und in unterschiedlichen Wachstumsstadien. So findet man die Raupen des *Kleinen Fuchses* an sehr sonnigen Plätzen und an frisch grün (nach)gewachsenen Pflanzen, während das *Tagpfauenauge* dicht bewachsene Bachufer für seinen Nachwuchs bevorzugt. Faszinierend ist, dass es die Raupen schaffen, dem auch für sie schädlichen Nesselgift aus dem Weg zu gehen, indem sie vom Blattrand her oder an den Blattnerven fressen, wo es keine Brennhaare gibt.

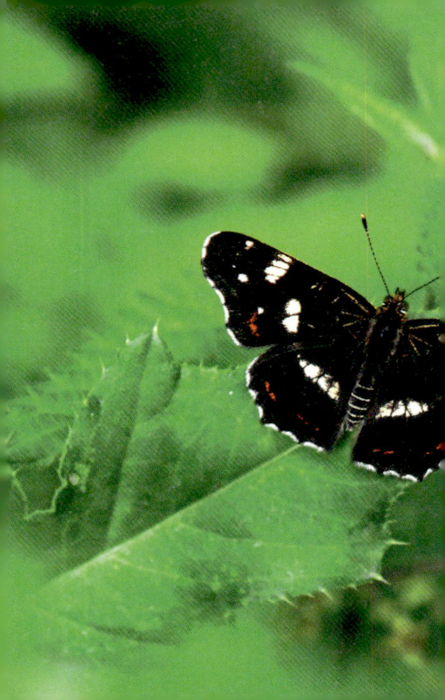

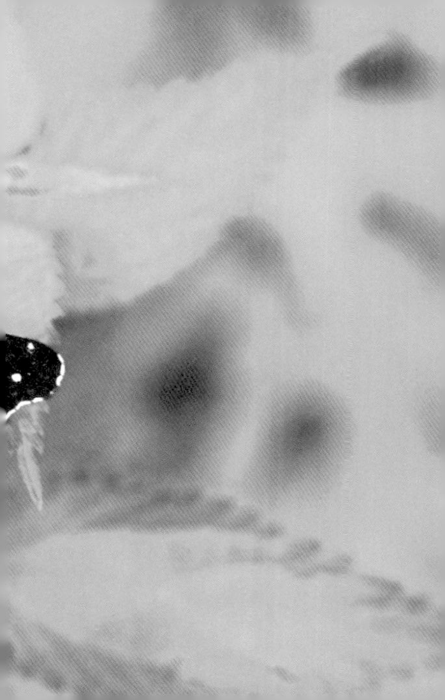

Multitalent Brennnessel

Faserpflanze

Bis zur Einführung der Baumwolle spielte die Brennnessel hierzulande als grobe Schwester des Lein (Flachs) eine wichtige Rolle. Während des Ersten Weltkrieges belebte sich die Nesselfasernutzung hierzulande wieder, und noch bis in den Zweiten Weltkrieg hinein wurden Säcke und Seile aus dem Rohstoff gefertigt. Die Nessel ließ sich allerdings lange Zeit nur zu recht groben Stoffen verarbeiten, wie der Begriff Nesselstoff heute noch suggeriert, auch wenn der normalerweise inzwischen immer aus Baumwolle besteht. »Büßerhemdenqualität«, die heute nicht mehr sein muss. Neue Technologien lassen eine sehr feine Verarbeitung zu. Vor einigen Jahren entdeckte ich auf einer Messe Nesselstoffe, die eine tolle Qualität hatten und sich fast wie Rohseide anfühlten. Ein Blick aufs Etikett verriet mir jedoch, dass nur 30% Nesseln in der Fasermischung enthalten waren. Doch der am Stand anwesende Jungunternehmer erklärte, dass er einfach nicht genug Material bekäme, um 100%ig aus Nesseln gewebte Stoffe anzubieten, weil niemand mehr Nesseln anbaut. Mittlerweile musste ich erfahren, dass es diesen deutschlandweit einzigen Hersteller nicht mehr gibt. Heute angebotener Stoff aus Brennnesselfasern stammt in der Regel aus Nepal.

Die Faserqualität der Brennnessel zeigt sich schon darin, dass die zähen Stängel viel länger als einen Winter brauchen, um zu verrotten. Wer ihre Festigkeit selbst erproben möchte, braucht dazu nicht mehr als eine frische, große ausgereifte Sommerbrennnessel, eine feste Unterlage, einen Stock o.Ä. zum Klopfen und Geduld. Der Stiel wird entblättert und dann auf ganzer Länge weichgeklopft. Dadurch verschwinden alle wasserhaltigen Pflanzenbestandteile und der Stängel fasert nach und nach immer feiner auf. Achtung: Wer zu früh aufhört, erhält zu feste Fasern, die sich nicht gut verzwirnen lassen und ausfransen; wer zu fest klopft, zerbricht die Fasern, der Strick franst später ebenfalls aus. Wenn man mit

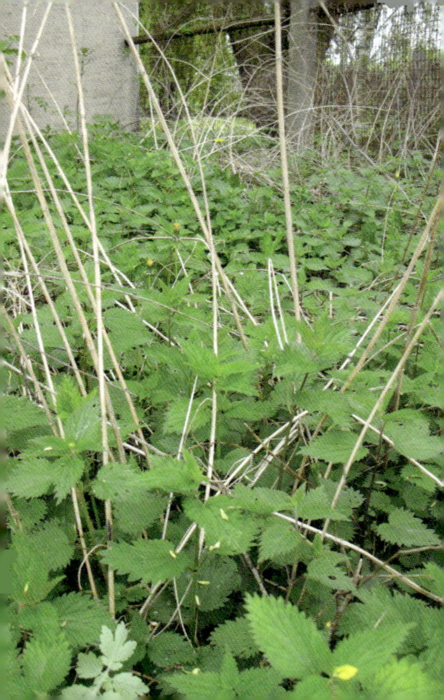

Geduld und verhaltener Kraft zu Werke geht, erhält man ein Faserbündel, das in sich oder mit einem weiteren Strang verdreht einen stabilen Strick ergibt. Während unserer Brennnesselerkundungen sind regelmäßig die auf diese Weise entstandenen Stricke die stabilsten und z.B. prima geeignet, um damit Tipis oder Buden zu bauen. Es müssen also nicht immer ganze Hemden entstehen!

Färbepflanze

Brennnesseln können, wie viele andere heimische Pflanzen auch, zum Färben verwendet werden. Zum Färben von Wolle nutzt man abgekochte frische oder getrocknete Blätter – das Ergebnis ist ein helles Olivgrün, wenn die Wolle zuvor mit verschiedenen Beizen behandelt wurde. Man kann aber auch Wurzeln zusammen mit Alaunbeize abkochen und so ein Wachsgelb erreichen. Auch zum Färben von Ostereiern ist die Brennnessel bestens geeignet: Die Eier nehmen beim Kochen in einem Sud aus getrockneten Brennnesselblättern eine warme Grünfärbung an, etwas Besonderes, denn schöne Grüntöne auf den Kalkschalen sind selten. Natürlich werden Ostereier dazu nicht gebeizt. Wenn man sie aber vor dem Kochen mit einem in Essig getränkten Lappen abreibt, rauht sich die Kalkschale etwas auf, nimmt Farbe besser an, macht aber die Eier auch weniger lange haltbar.

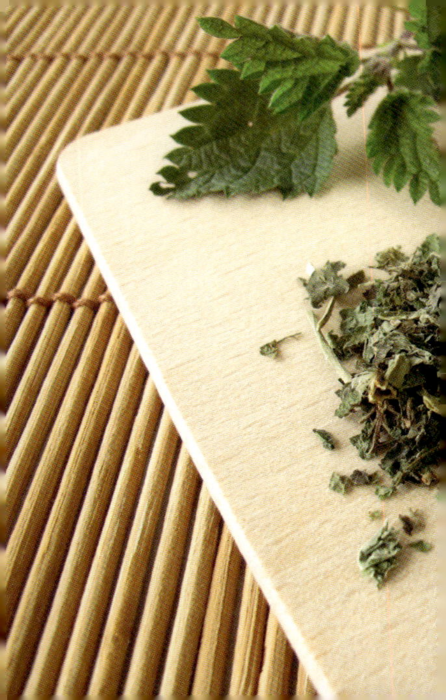

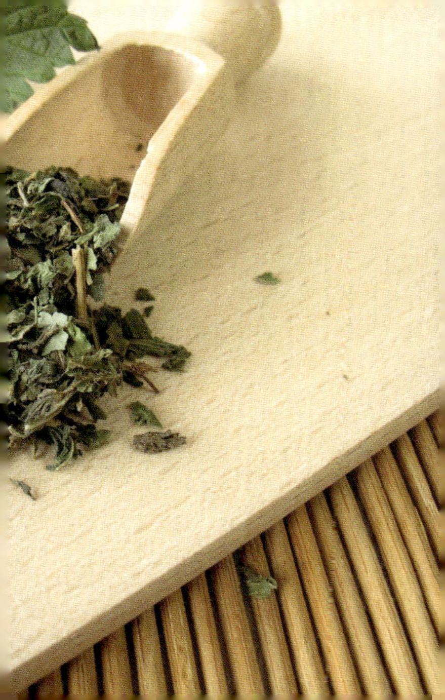

Brennnesseln für Haus- und Nutztiere

Die Legeleistung von Hühnern lässt sich durch unter das Futter gemischte Brennnesselsamen (besonders über den Winter) deutlich erhöhen. Zerhackte frische Brennnesseln, unter das Futter gemischt, färben im Frühling die Dotter der Eier schön gelb und reichern sie mit Spurenelementen an. Und auch nach dem Schlüpfen sind fein gehackte Brennnesseln ein ausgezeichnetes Futter für junges Geflügel, vor allem Gänse und Enten profitieren von diesem Kraftfutter.

Bei Milchkühen und -schafen regen Brennnesselblätter und -samen die Milchproduktion an, sie sollten also besonders im Winter täglich eine Portion im Futter haben. Bei Hunden sorgen gelegentlich dem Futter zugegebene getrocknete, fein zerriebene Brennnesselblätter für ein schönes glänzendes Fell.

Und für Pferde sind Brennnesselsamen eine solche »Powermedizin«, dass Pferdehändler gern auf dieses Mittel zurückgreifen, um eine gute Konstitution und seidig glänzendes Fell zu erreichen. Dennoch sollte man es nicht übertreiben, sondern nur gelegentlich ein wenig dazufüttern.

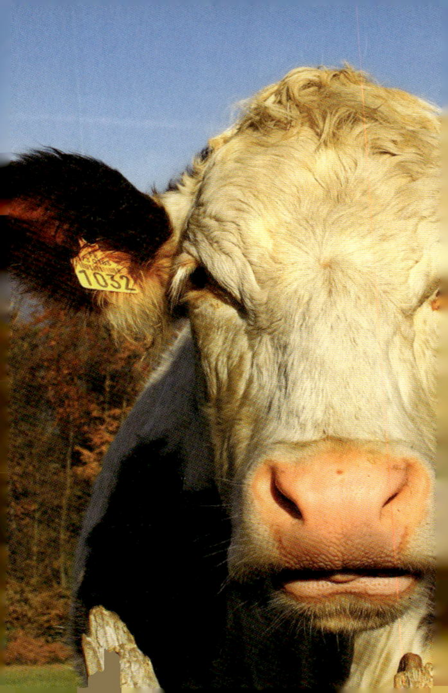
1032

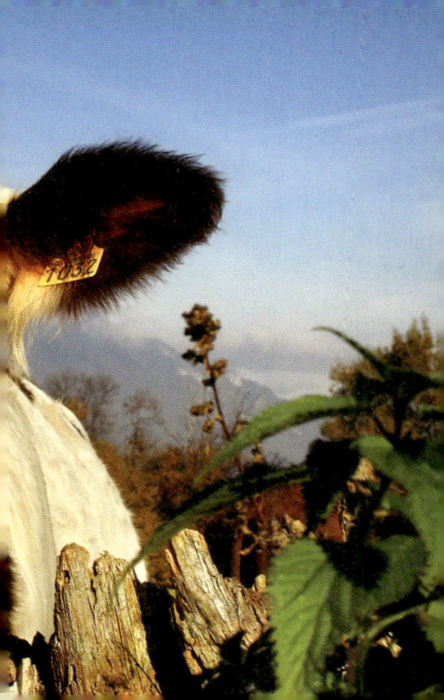

Die Brennnessel für die Hausapotheke

Brennnesseln wirken innerlich harntreibend und damit blutreinigend und entgiftend. Deshalb werden sie auch zur Behandlung z.B. von **Gicht** oder **Akne** und anderen Hautunreinheiten eingesetzt, genauso wie zum Ausschwemmen von sehr kleinen Nierensteinen. Diese so genannten Frühjahrskuren können uns aber bei unserem heutigen Lebenswandel durchaus auch zu anderen Jahreszeiten gut tun.

Besonders entgiftende Wirkung spricht die Volksmedizin übrigens auch dem frischen Presssaft aus der Brennnessel zu.

BRENNNESSELTEE

Frische oder auch getrocknete Brennnesselblätter hacken und mit kochendem Wasser übergießen: Es gilt 1 Teelöffel Blätter pro Tasse. 5 Minuten ziehen lassen. Tipp: Der Tee aus frischen Brennnesselblättern schmeckt deutlich besser!

Eine Dame erzählte mir, ihr Arzt habe zur Therapie Brennnesseltee empfohlen und sie wollte von mir die Anwendung wissen. Da ich ja selbst keine Medizinerin bin, habe ich erst einmal nachgefragt, was der Arzt empfohlen hat und erhielt zur Antwort, sie solle viel trinken. Ja, aber bitte nicht viel Brennnesseltee! Drei *Tassen* am Tag sind eine medizinisch wirksame Dosis

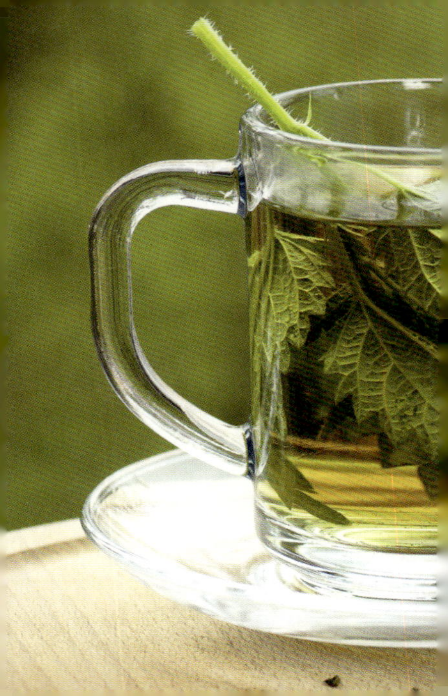

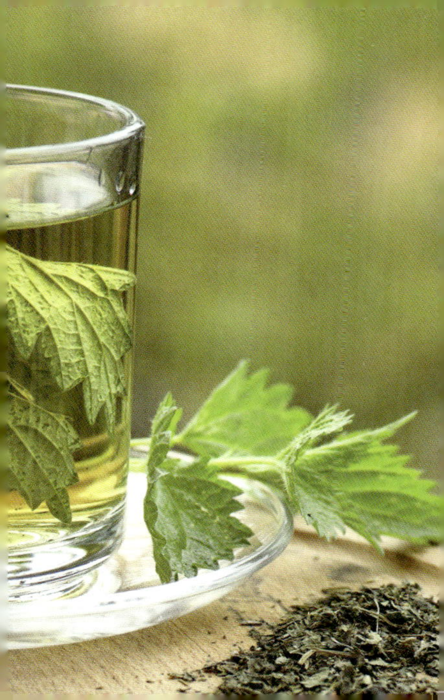

und regen die Nieren an, drei *Liter* am Tag regen die Nieren auf! Viel trinken bedeutet also in jedem Falle: Wasser, dünne Säfte oder andere Kräutertees dazu trinken. Dass man dann »öfter mal raus muss«, wie meine Oma zu sagen pflegte, ist keine unangenehme Nebenwirkung, sondern die beabsichtigte Wirkung dieser Therapie.

Deshalb trinkt man die letzte der drei Tassen auch schon am Nachmittag, sonst könnte es eine unruhige Nacht werden. Und jeder braucht gelegentlich eine Pause bei so viel Anregung, auch die Nieren. Diese sollten nach einer vierwöchigen Kur ohnehin gelernt haben, was sie auch ohne Teeunterstützung können müssen: entgiften! **Kleine Nierensteine wird man auf**

diese Weise los; man sollte aber sicher sein, dass es sich nicht schon um große Nierensteine handelt, die eine Kolik auslösen könnten, wenn sie sich lösen und den Harnleiter verstopfen würden. Auch Menschen mit Stauungen und Wasseransammlungen auf Grund verlangsamter oder beeinträchtigter Herz- und Nierentätigkeit sollten auf den medizinischen Einsatz der Brennnessel verzichten!

Außerdem hilft Brennnessel gegen **Rheuma** wie medizinische Studien belegen. Die **äußerliche** Anwendung an rheumatischen Gelenken ist ebenso Erfolg versprechend und effektiv wie die Einnahme von Medikamenten.

Dazu müssen die schmerzenden Stellen tatsächlich mit frischen Brennnesseln eingestrichen bzw. abgerieben werden. Das klingt zunächst unangenehm, hat aber keine sonstigen Nebenwirkungen und hilft chemiefrei, die Krankheit, also nicht die von ihr ausgelösten Schmerzen, sondern ihre Ursache zu bekämpfen. Die durch die Brennnessel ausgelöste leichte Entzündung auf der Haut stimuliert die Selbstheilungskräfte des Körpers, was auch die Entzündung des darunter liegenden Gelenks positiv beeinflusst, die der Körper bei diesem Krankheitsbild von sich aus nicht bekämpft hätte.

Heute wird Brennnesselwurzel außerdem bei Problemen mit dem Wasserlassen und bei gutartigen Prostatavergrößerungen im frühen Stadium angewendet. Das bessert Beschwerden wie unterbrochenen Harnstrahl oder nächtlichen Harndrang oder lässt sie sogar ganz verschwinden, kann die Vergrößerung der Prostata allerdings nicht beheben. Deshalb: Lassen Sie entsprechende Beschwerden unbedingt vom Arzt abklären!

Bei **Erschöpfungszuständen** und in der Erholungszeit nach schweren Krankheiten gibt die Brennnessel neue Lebenskraft und ein besseres Körpergefühl. Überhaupt kann sie Menschen mit wenig Freude an körperlichen Aktivitäten wieder auf Trab bringen: sowohl ältere Menschen, denen der Körper eher zur Last geworden ist, als auch »Couchpotatoes«, die eher geistig arbeiten. Für Brennnesselsamen als »Kräftigungsmittel für ältere Menschen« gibt es bereits geeignete Präparate im Handel; vermutlich sind es vor allem die vielen Proteine, fetten Öle, Carotinoide, das Chlorophyll und verschiedenen Spurenelemente, die das Mittel so wirksam machen. Deshalb werden diese Samen auch **stillenden Müttern** empfohlen: sie unterstützen die Milchbildung.

Für die Zubereitung von Homöopathischen Tinkturen wird ausschließlich die Kleine Brennnessel *(Urtica urens)* genutzt. In D2- bis D6-Potenzen setzt man sie gegen eine Erkrankung ein, die den Namen der Pflanze erhalten hat:

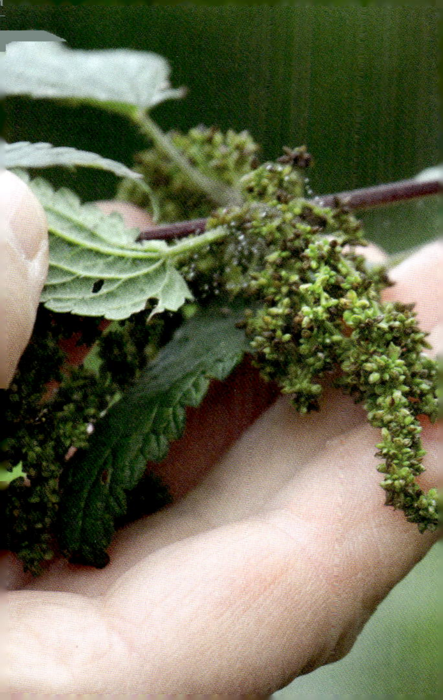

die *Nesselsucht*, bei der juckende und brennende Quaddeln die Haut überziehen. Die Tinktur wird aber auch bei Gicht und rheumatischen Beschwerden empfohlen und ein paar Tropfen können bei Antriebslosigkeit wahre Wunder wirken.

Und last but not least: Früher galt die Brennnessel auch als **Aphrodisiakum**! Nun könnte man meinen, das sei auf die harntreibende und damit leicht Potenz steigernde Wirkung der Nesseln zurückzuführen, wie man den Effekt auch ohne entsprechende Mittelchen gelegentlich in den Morgenstunden beobachten kann. Aber der wohl viel wirksamere Gebrauch wäre in diesem Fall die empfohlene äußerliche Anwen-

dung, die die Durchblutung gehörig fördern würde. Aua!
Naja, wenn's wirkt ...

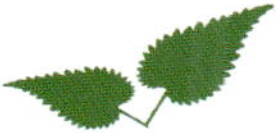

Kosmetik mit Brennnessel

Mit ihrer »glasharten Behaarung« gilt die Brennnessel seit jeher als probates Mittel gegen Haarausfall. Nun ist hinlänglich bekannt, dass es kein Mittel schafft, wieder eine Mähne auf einen Glatzkopf zu zaubern. Jedoch können Haarwässer aus Brennnessel- und/oder Birkenblättern den Haarboden stärken, die Durchblutung fördern und so helfen, vorzeitigen Haarausfall zu verhindern.

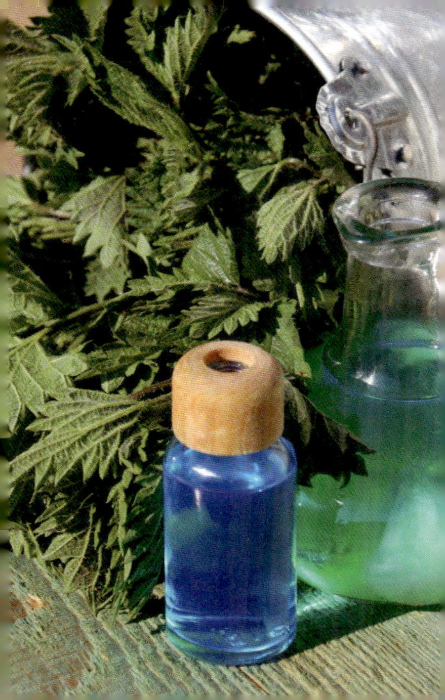

Hier einige hilfreiche Rezepturen:

BRENNNESSELHAARSPÜLUNG

1 Litermaß voll Brennnesselblätter werden mit **1 Liter Wasser** angesetzt und wenigstens 10 Minuten leise geköchelt. Abseihen und abkühlen lassen, dann als Spülung nach der Haarwäsche verwenden: Den Kopf damit übergießen, dabei leicht die Kopfhaut massieren und die abfließende Spülung in einer Schüssel wieder auffangen, um diesen Vorgang mehrmals wiederholen zu können.

BRENNNESSELHAARWASSER

Ein Schraubglas mit **gesäuberten und grob zerschnittenen Brennnesselwurzeln** locker füllen und mit **Doppel-**

korn übergießen, sodass alle Wurzeln bedeckt sind. Vier Wochen lang an einen hellen Ort stellen und gelegentlich gut durchschütteln, dann abseihen und in dunklen Flaschen aufbewahren. Täglich eine hohle Hand voll Haarwasser in die Kopfhaut einmassieren.

Wer empfindliche Kopfhaut hat und den Alkohol nicht verträgt, kann das gleiche Rezept auch mit einem neutralen Öl statt mit Doppelkorn umsetzen, wenngleich dann nach dem Einmassieren das Haar natürlich fettig wird. Man lässt alles wenigstens eine Stunde einwirken und wäscht die Haare (nicht so sehr die Kopfhaut) erst anschließend.

Lecker & gesund: Die Brennnessel in der Küche

»Brennnessel im Essen – aber das brennt doch?!« Nein, keine Sorge. Sobald die Brennhärchen zerstört sind und das Nesselgift ausgeflossen ist, ist es völlig unbedenklich, Brennnessel zu essen – und das schmeckt!

Probieren können Sie das sogar direkt vor Ort: Falten Sie das Brennnesselblatt mit der dunkelgrünen Oberseite nach außen ganz fein zusammen, dabei werden alle Brennhaare eingeschlossen und zuverlässig zerdrückt. Jetzt kann gekostet werden! Das Aroma der Brennnessel ist auf jeden Fall

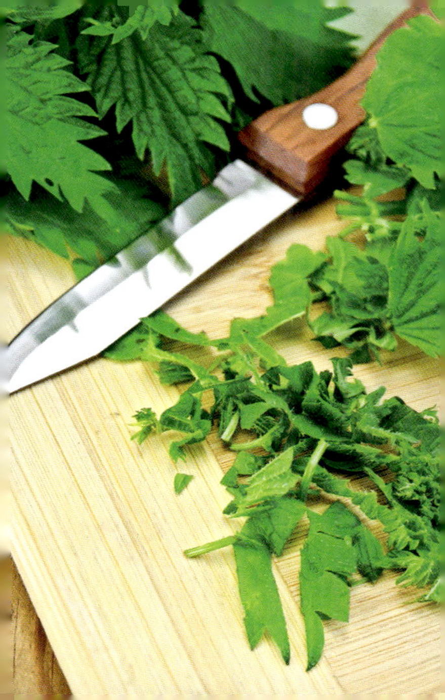

eine kulinarische Entdeckung wert – es lässt sich wohl am ehesten mit *»nussig«* beschreiben und passt gut zu gebratenen Speisen, herbstlichen Aromen und Käsevariationen.

Aber um Speisen zuzubereiten, werden die Blätter natürlich nicht gefaltet! Da müssen andere Lösungen her: Um Brennnesselblätter roh zu essen, werden sie z. B. mit dem Wiegemesser ganz fein gehackt. Für Salate kann man die Blätter aber auch in einer dünnen Schicht auf einem Küchentuch ausbreiten, alles aufrollen und fest wringen oder auch die ausgebreitete dünne Schicht Blätter mit einem Nudelholz bearbeiten. Dadurch werden die Nesselhärchen ungefährlich gemacht.

Ganz sicher ist jedoch die Zubereitung in warmen Speisen, denn die Wärme bringt die Härchen zum Platzen und macht so Brennnessel ganz zahm. Am besten legt man Brennnesselspitzen komplett in einen Durchschlag, beschwert sie mit einem kleinen Topfdeckel, damit sie nicht »schwimmen«, und taucht sie so für einen Moment in siedendem Wasser unter. Danach sofort in eiskaltem Wasser abschrecken, um das Garen zu unterbrechen. Sollen die Brennnesselblätter nicht separat verwertet, sondern irgendwo untergemischt werden, ist auch dieser Schritt unnötig. Die Hitze im Kartoffelmus oder einem Auflauf reicht völlig als »Gegenfeuer«.

Wichtiger Küchentipp: Sehr kurze Garzeiten sind bei der Zubereitung von Brennnesseln sehr wichtig! Werden sie zu stark oder wiederholt erhitzt oder zu lange warm gehalten, verlieren sie fast komplett ihre Farbe und wandeln sich in ein – sagen wir mal »Militär-Olivgrün« oder gar in ein Grau-Braun, was allein schon den Verlust der wertvollen Inhaltsstoffe anzeigt. Appetitlich ist das jedenfalls nicht mehr, und ich behaupte sogar, dass die Hausfrauen, die nach dem Krieg gut gekochten Brennnesselspinat serviert haben, alle Männer mit Rot-Grün-Blindheit oder nur Kerzenlicht zu Hause hatten ...
In einigen Fällen hilft ein Spritzer Zitronensaft, um ein zu schnelles Braunwerden zu vermindern.

SMOOTHIE

Smoothies sind in den letzten Jahren ganz IN. Man sollte aber unbedingt bedenken, dass die frischen, quasi rohen Kräuter die Smoothies zu kraftvollen, auch medizinisch wirksamen Powerpaketen machen – weit mehr noch, als würden sie in »normalen« Lebensmitteln verarbeitet. Gerade deshalb ist es besonders wichtig, bei den grünen Kraftbomben für ausreichend Abwechslung zu sorgen, damit keine Gewöhnungen einerseits oder Reizungen andererseits einsetzen können.

Hier eine Sommervariante
(für ca. 4 Gläser)

---

1 kleiner Kornapfel
5 entsteinte Kirschpflaumen (Spillinge)
½ Gartenpfirsich
½ Tasse Brennnesselblätter
1 Meerrettichblatt
1 Sträußchen Vogelmierespitzen

Alle Zutaten in einen leistungsfähigen Mixer füllen, das Obst sollte sich dabei am Schneidwerkzeug befinden, die Kräuter obenauf. Alles mit 1 Tasse Wasser begießen und zu einem glatten Drink aufmixen.

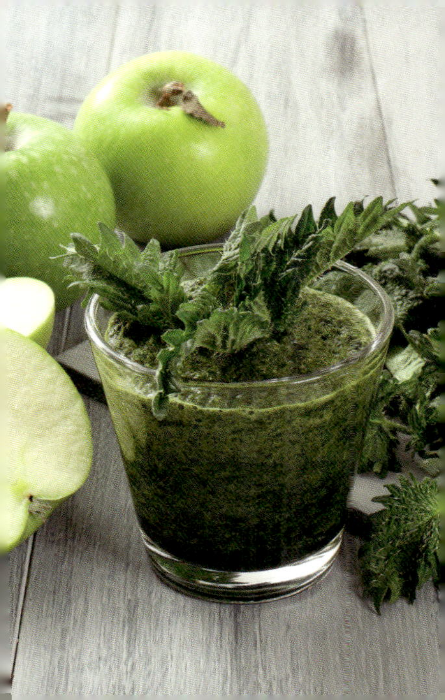

NEUNKRÄUTERSUPPE ODER GRÜNDONNERSTAGSSUPPE

(für ca. 8 Portionen)

Mit ihrer belebenden und entschlackenden Wirkung gehört die Brennnessel zu den wichtigsten Frühlingskräutern und damit auch in die klassischen grünen Rezepte der Zeit vor Ostern. Dass der grünen Gesellen sieben oder neun an der Zahl sein sollen, hat mit der magischen Kraft von 3 und 4 (z.B. Vergangenheit, Gegenwart und Zukunft; die vier Jahreszeiten oder Himmelsrichtungen) oder 3 x 3 (z.B. Werden, Leben und Sterben; die Unterwelt, Hier und Kosmos) zu tun.

1 kg eher stärkearme Kartoffeln
300 g Sellerie • etwa 1 ½ l hausgemachte Gemüsebrühe
200 ml Sahne • neunerlei Frühlingskräuter, je nach Vorhandenem z.B. Brennnessel, Giersch, Sauerampfer, Lindenblätter, Lauchhederich, Taubnessel, Wiesenlabkraut, Schaumkraut oder Kresse
etwas Löwenzahn, wenig Gundermann und Schafgarbe

Das Gemüse schälen und würfeln, in wenig Brühe gar kochen und pürieren. Mit etwas Sahne und weiterer Brühe auf eine cremige Suppenkonsistenz bringen und mit Pfeffer und Salz noch abschmecken. Die Suppe erneut knapp

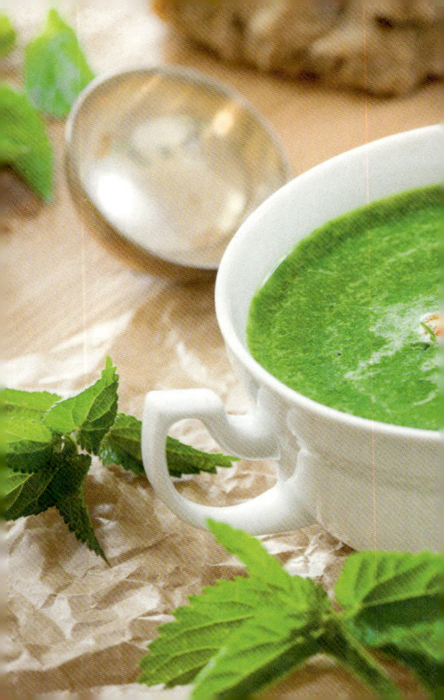

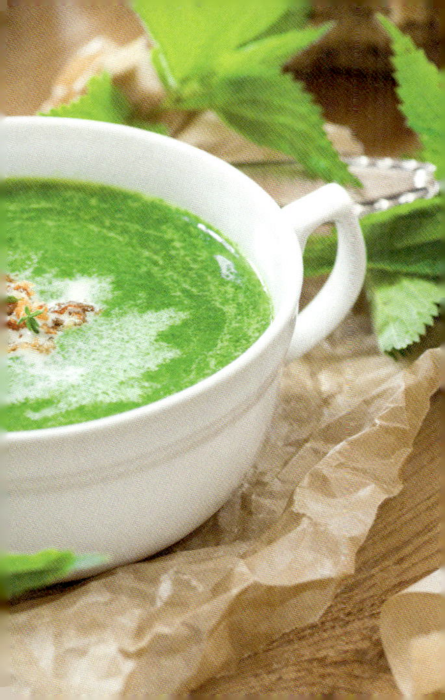

zum Kochen bringen, vom Feuer nehmen und die Kräuter einrühren. Für einige Minuten ziehen lassen und dann erneut pürieren. Die Suppe darf nicht noch einmal kochen und sollte zeitnah serviert werden.

NÜSSCHENWAFFELN

(für ca. 12 Waffeln)

Wenn gegrillt wird oder auch als Beilage zu einem Salat sind diese Waffeln »mit Biss« immer willkommen.

70 g Haferflocken • 130 ml Milch
1 gestr. TL Salz • 1 EL weiche Butter
1 Ei • 4 EL Nesselsamen

Weiche Butter und Salz schaumig rühren, das Ei und dann auch alle anderen Zutaten nach und nach zugeben und zu einem glatten Teig verrühren.
Waffeleisen vorheizen und die Waffeln jeweils etwa 4 Minuten knusprig ausbacken. Aufrecht ausdampfen lassen, damit sie knusprig bleiben.

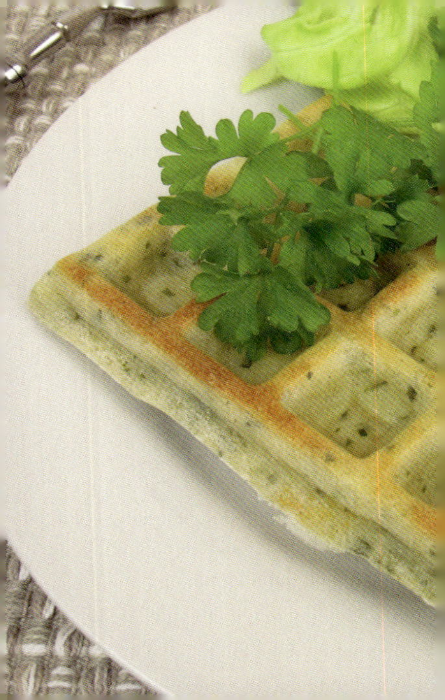

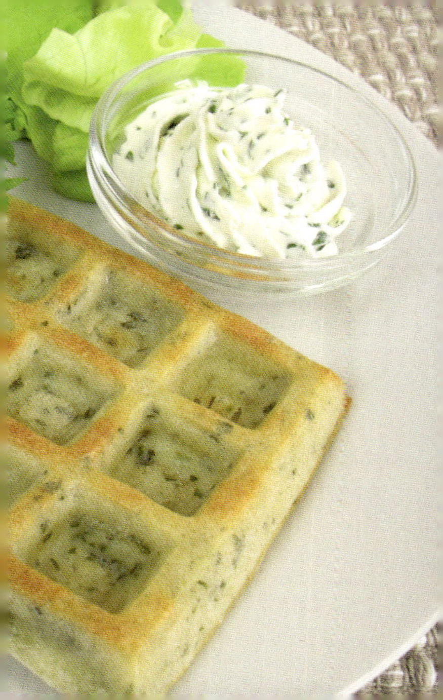

GRÜNE EIER

Die grüne Eigelbmasse ergibt auch einen leckeren Brotaufstrich – das Eiweiß kann gewürfelt über einen Salat gegeben werden.

---

8 Eier • 2 Tassen voll zarte Brennnesselblätter • 2 TL Zitronensaft
1 EL milder Senf • 1 EL Nussöl
Salz • Pfeffer

Eier hart kochen und abkühlen lassen. Brennnesselblätter in kochendem Wasser kurz blanchieren und sofort in Eiswasser abschrecken. Trockentupfen, mit etwas Zitronensaft beträufeln und sehr fein hacken. Eier halbieren, Eigelb herausheben und in einer Schüssel zu-

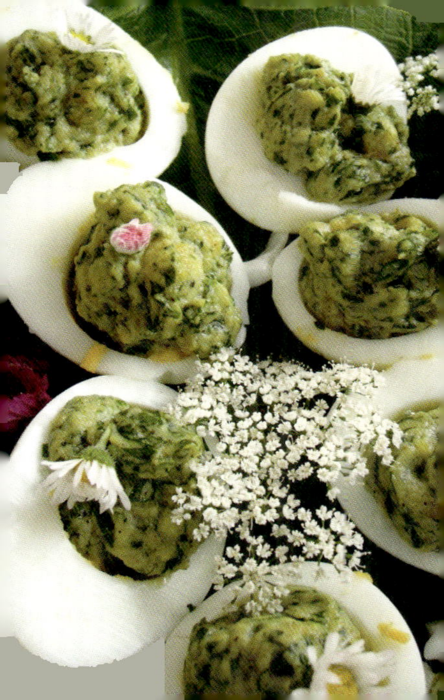

sammen mit allen anderen Zutaten gut vermengen. Die Eigelbmasse in einen Spritzbeutel geben und wieder in die Eiweißhälften füllen.

BRENNNESSELCROÛTONS

Die frittierten Brennnesselblätter enthalten kein Wasser mehr, sind hauchdünn und zart knusprig. Es lohnt sich auch, sie direkt so zu probieren. Mahlen Sie dazu noch etwas Meersalz darüber. Das ist auch die einfachste Art, gemeinsam mit Kindern die Brennnesselküche zu entdecken.

2 Tassen Bennnesselblätter
4 Toastscheiben • 1 EL Salz • Frittieröl

Toastscheiben würfeln. Öl erhitzen bis Bläschen an einem Holzstab aufsteigen. Brennnesselblätter einzeln hineingeben und ganz kurz frittieren – wenn keine Bläschen mehr zu sehen sind, ist das Blatt fertig. Herausheben, auf Küchenpapier abtropfen lassen und schon im Küchenpapier zerbröseln. Die abgekühlten Blätter mit etwas Salz staubfein zerreiben und in eine Müslischale geben. Toastwürfel ebenfalls goldgelb frittieren, kurz abtropfen lassen und portionsweise in die Schüssel geben, kräftig rütteln und so die Croûtons mit Brennnessel einhüllen.

BRENNNESSELBAUERNBROT

Brot selber backen scheint heute nicht mehr nötig, so groß ist die Auswahl in den Bäckereien. Aber solch leckere Besonderheiten mit wilden Zutaten sucht man dort vergebens. Der Aufwand lohnt sich wirklich. Ich verdoppele die Menge normalerweise, forme 2 Laibe und backe sie gleichzeitig bei Umluft, dann werden zwischendurch die Brote auf dem Blech noch gedreht. Übrigens: Ein feuerfestes Förmchen mit Wasser mit in den Herd stellen – das beschert den Broten durch den Wasserdampf eine knusprigere Kruste.

1 große Handvoll Brennnesselblätter
320 g Dinkelmehl • 180 g Roggenmehl
1 Pck. Trockenhefe
350 ml lauwarmes Wasser
20 g Sauerteigpulver
1 TL Salz • 4 EL Brennnesselsamen
70 g Dinkelschrot • 1 TL Honig

Nesseln nach Möglichkeit ungewaschen oder sehr gut trocken getupft fein hacken. Alle Zutaten zu einem glatten Teig verkneten, in einer Schüssel mit einem feuchten Tuch bedecken und für 45 Minuten warm stellen. Anschließend nochmals durchkneten, zu einem Laib formen und auf ein Backblech setzen. Nochmals 30 Minuten abgedeckt gehen lassen.

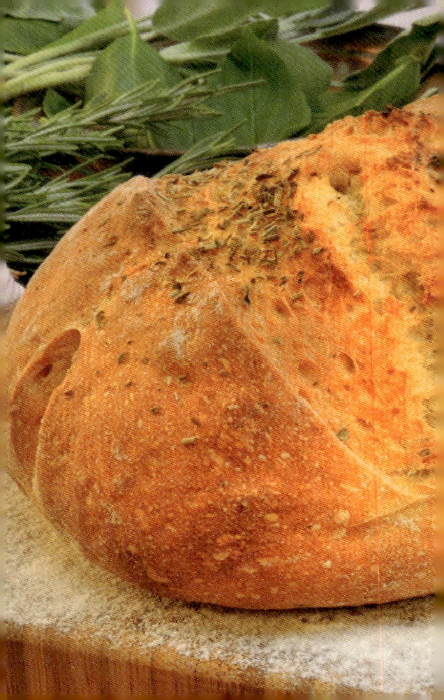

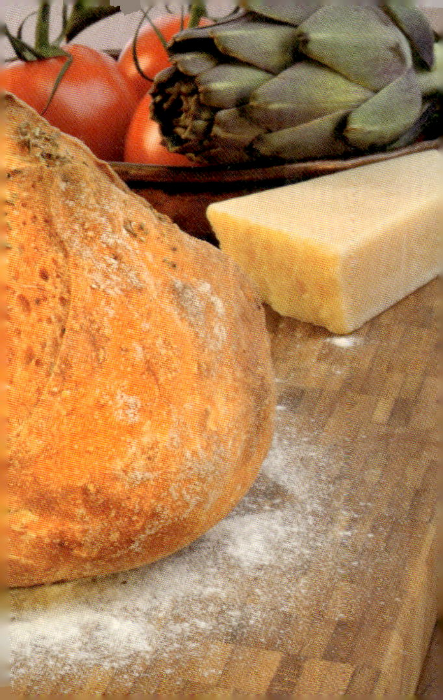

Dann mit Wasser einpinseln und in den vorgeheizten Backofen schieben. Bei 220° C 15 Minuten backen, dann auf 200° C und nach weiteren 15 Minuten auf 180° C einstellen und noch 10-15 Minuten fertig backen.

POWERMÜSLI-BANANENKEKS

(für ca. 60 Stück)

Das ist das perfekte Rezept, um mehr als reife Bananen noch zu verwenden, die wir sonst nicht mehr essen würden. Diese Kekse sind auch ein wunderbarer Powersnack z.B. auf Radtouren.

3 Bananen, zerdrückt
1/3 Tasse Rapsöl
2 Tassen Getreideflocken
1 Msp. Salz
1 ½ Tassen Trockenobst
½ Tasse gehackte Mandeln
1/3 Tasse getrocknete
Brennnesselsamen

Bananen mit der Gabel zerdrücken und mit dem Öl zu einer glatten Masse verrühren, restliche Zutaten nach und nach unterrühren. Mit 2 Teelöffeln Teighäufchen auf ein Backblech setzen und bei Umluft 175°C ca. 20 bis 25 Minuten backen. Kühl aufbewahrt halten sich die Kekse etwa zwei Wochen.

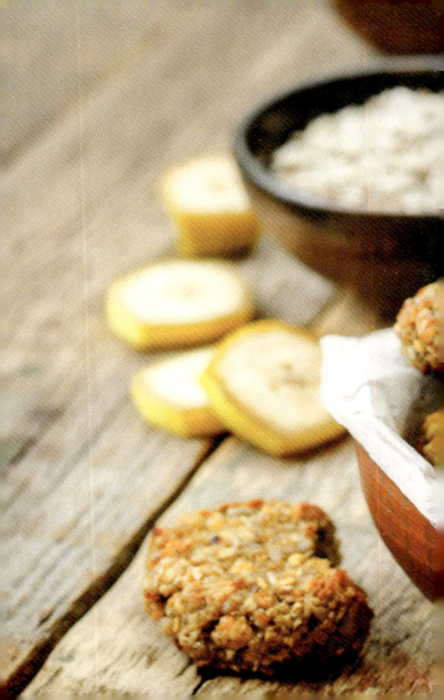

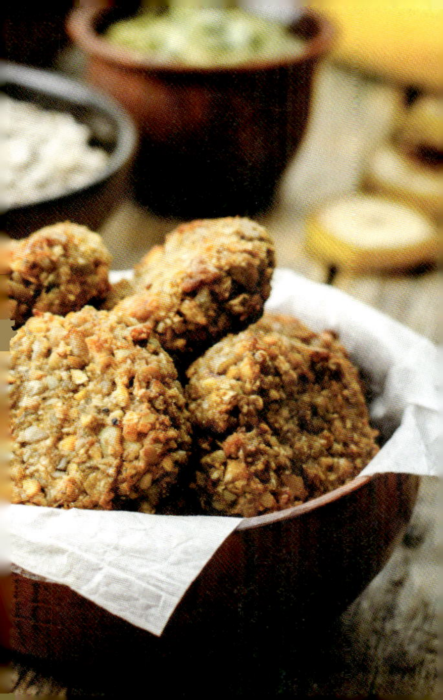

STRUDELTEIGTASCHEN

(für ca. 12–15 Taschen)

Diese Teigtaschen sind eines meiner bevorzugten »Essen für unterwegs«-Rezepte. Sie schmecken nämlich auch kalt noch gut.

Teig:

300 g Mehl • 1 Ei • 2 EL Öl
1 EL Essig • Salz • Zucker

Füllung:

1 große Schüssel Brennnesselblätter
1 Zwiebel • 1 Knoblauchzehe
2 EL Öl • 1 Scheibe Bauernbrot
100 g Feta • 3 getrocknete Tomaten
3 EL gehackte Walnusskerne
Butter • Salz • Pfeffer

Aus den Teigzutaten und 75 ml handwarmem Wasser einen Strudelteig herstellen und abgedeckt und warm 30 Minuten ruhen lassen. Brennnessel blanchieren und abschrecken, ausdrücken und schneiden. Zwiebel und Knoblauch würfeln und in etwas Öl anschwitzen, Brot würfeln und auch in Öl rösten, Feta und Tomate schneiden, Nüsse hacken, alles vermengen und kräftig abschmecken. Den Teig dünn ausrollen, in Quadrate schneiden, je einen Löffel Füllung aufsetzen und den Teig darüber schließen. Mit der Naht nach unten auf ein Blech mit Backpapier setzen, mit zerlassener Butter bestreichen und etwa 30 Minuten bei 180° C knusprig backen.

EIERKUCHENRÖLLCHEN MIT BRENNNESSEL-MÖHRENFÜLLUNG MIT PARMESAN

(für 12–15 Stück)

Herzhafte Eierkuchen gehören bei uns zur schnellen Kleinigkeitenküche, die Füllungen sind sehr von dem abhängig, was Garten und Kühlschrank gerade bieten. So ist dieses Rezept auch mit den letzten Brennnesselspitzen, die ich vor dem Winter bergen kann, Rosenkohlvierteln statt der Möhren und einigen Walnusskernen sehr gut.

Pfannkuchen:
½ Tasse Milch • 3 Eier • ½ Tasse Dinkelvollkornmehl • 1 Prise Salz
Öl zum Braten
Füllung:
6 Möhren • 1 Zwiebel • 1 EL Butter
200 ml Sahne • 3 EL geriebener Parmesan • 2 Hände voll Brennnesselspitzen • 1 Bio-Zitrone • Salz
Schwarzkümmelsamen • Galgant

Aus Milch, Eiern, Mehl und Salz einen glatten Teig rühren, wenig Öl in einer Pfanne erhitzen und nach und nach darin dünne Eierkuchen ausbacken. Für die Füllung die Möhren hobeln, die Zwiebel würfeln. Beides zusammen mit der Butter in einer Pfanne anschwitzen, mit einem kleinen Schuss Wasser ablöschen, mit dem Spritzsieb bedecken und dünsten, bis die Möhren knapp bissfest sind und das Wasser wieder verdunstet ist. Sahne zugeben und kurz einköcheln lassen, im letzten Moment die Brennnesseln zugeben und zusammenfallen lassen. Vom Feuer nehmen, Parmesan einrühren, mit etwas Abrieb der Zitronenschale, Salz, Schwarzkümmel und Galgant würzen. Die Füllung auf den Eierkuchen verteilen und aufrollen.

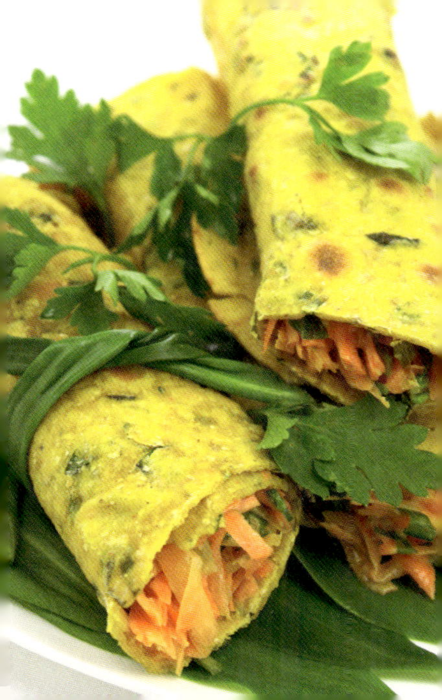

SCHWEINERÜCKENRÖLLCHEN MIT BRENNNESSEL-SPINATFÜLLUNG

(für ca. 4 Portionen)

Diese Röllchen sind ein herrlicher Herbstgenuss und passen wunderbar zu einem Kürbis- oder Pastinakenpüree.

---

2 große Handvoll Brennnesselblätter
Pfeffer • Salz
8 dünne Scheiben vom Schweinerücken
½ TL Koriandersamen
50 g Frischkäse • 8 Scheiben Serrano-Schinken
4 EL fein gehackte Haselnüsse
1 EL Brennnesselsamen • Öl

Brennnessel kurz blanchieren, abschrecken und trocken tupfen oder schütteln. Schnitzelchen auslegen und vorsichtig noch dünner klopfen. Frischkäse mit Pfeffer, Salz und gemörsertem Koriander kräftig würzen und das Fleisch damit bestreichen. Eine dünne Lage Nesselspinat und dann den Schinken auflegen. Aufrollen und feststecken. Herd auf 200°C mit Grillfunktion vorheizen, inzwischen die Röllchen mit etwas Öl bestreichen und in den gemischten Nüssen und Samen wenden. Die Röllchen ca. 8 Minuten grillen, dabei regelmäßig wenden.

BLUMENKOHL MIT NESSELBRÖSELN

Butterbrösel über dem Blumenkohl sind eine Kindheitserinnerung an Mutters Hausmannskost. Die Brösel mag ich immer noch, aber bitte möglichst mit Geschmack! Und wenn es mal keine Brennnesselsamen sind, tun es auch die von Melde oder Breitwegerich.

---

1 Blumenkohl • ½ Tasse Brennnesselsamen • ½ Tasse Semmelbrösel
80 g Butter • Salz

Blumenkohl in Röschen teilen und in Salzwasser bissfest garen. Brennnesselnüsschen von ihren Fäden reiben und mit den Semmelbröseln mischen.

Butter in einer Pfanne zerlassen, Salz und die Bröselmischung zufügen. Alles unter ständigem Rühren goldgelb rösten und über die Blumenkohlröschen geben. (Foto S. 110/111)

SELLERIE MIT BRENNNESSELKRUSTE

(für ca. 4 Portionen)

Die Kruste ist ein Tausendsassa in unserer Küche und kann natürlich auch andere Gemüseschnitzel, Grillkäse oder Putenfilets verfeinern. Damit für den Wintervorrat gesorgt ist, wird die Samenernte von mir gleich mit ein wenig Butter verknetet und dann eingefroren – das schmeckt besser als nur getrocknete Samen.

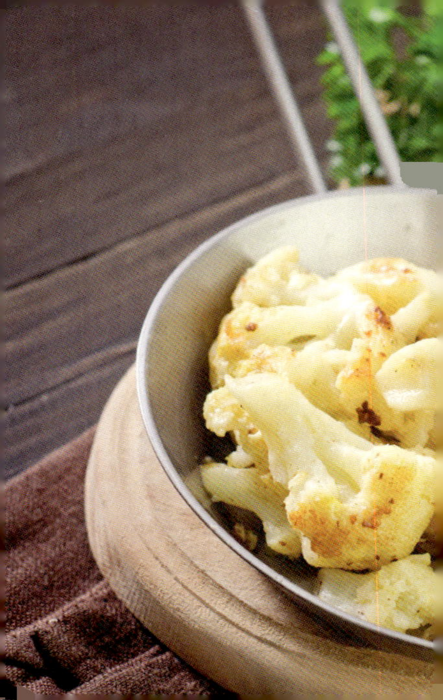

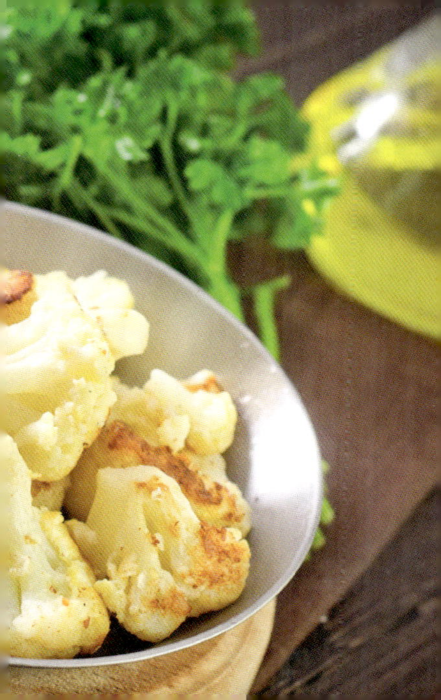

2 Sellerieknollen • Salz • Pfeffer
1 Kräutersträußchen, z.B.
wahlweise mit Brennnesselblättern,
Gundermann, Oregano oder Ysop
1 Tasse Semmelbrösel
1 Tasse Brennnesselsamen
1 Tasse geriebener Gouda
etwa 100-120 g Butter

Würzkräuter von den Stängeln streifen und fein wiegen. Semmelbrösel und abgestreifte Brennnesselsamen mit den Würzkräutern vermischen, geriebenen Käse zufügen und alles mit gerade so viel weicher Butter verkneten, dass es gut zusammenhält, deshalb die Butter nur nach und nach zugeben, nicht zu viel. Die Masse zwischen zwei Blättern

Backpapier dünn ausrollen und kurze Zeit im Gefrierfach fest werden lassen. Sellerie schälen und in 1 cm dicke Scheiben schneiden, in Salzwasser kurz bissfest garen. Auf ein mit Backpapier belegtes Blech setzen, kräftig pfeffern und salzen und mit der passend zugeschnittenen Kruste bedecken. Unter dem Grill für ca. 5 Minuten überbacken.

SALAT MIT GERÖSTETEN NÜSSCHEN

(für ca. 4 Portionen)

Salate brauchen für mich eigentlich keine feststehenden Rezepte, aber eine Menge Kreativität und Appetit.

---

6 Mangoldblätter ohne Stiele
1/4 Tasse Ringelblumenblütenblätter
1/2 Tasse Nachtkerzenknospen
1 Tasse Blüten vom Drüsigen Springkraut • 1 Birne
1/2 Tasse Brennnesselsamen
1 EL Butter • Haselnuss- oder Rapsöl
Roter Weinessig • 1/2 TL Honig
1 Msp gemahlene Senfsaat
Pfeffer • Salz

Blüten und Blätter auszupfen, und als Salat anrichten. Birne ausschneiden, zu Schiffchen schneiden und über den Salat verteilen. Essig, Öl, Honig, Pfeffer, Salz und Senfpulver in ein Schraubglas geben, gut schütteln, damit eine Emulsion entsteht und über den Salat geben. Butter zerlassen, Brennnesselsamen darin kurz anbraten und ebenfalls auf dem Salat anrichten.

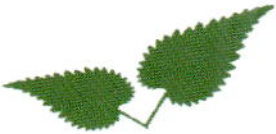

Brennnessel-Entdeckungen mit Kindern

Der Brennnessel-Entdeckertag wird am besten mit einem Rätsel, einem Spruch oder einem Zungenbrecher begonnen.

> *Was brennt Tag und Nacht und verbrennt doch nicht?*
>
> *Esel fressen Nesseln nicht, Nesseln fressen Esel nicht.*

Eine starke Lupe oder ein Mikroskop zeigen den Kindern den Aufbau der Brennhaare, die man mit dem »Modell« einer

Spritze vergleichen kann (S. 22/23). Die Kinder lernen als wirksames Gegenmittel den Spitzwegerich genau kennen.

Als Mut-/Kostprobe kann ein Blatt sofort frisch gegessen werden: Dazu wird mutig ein Blatt gepflückt und dabei fest zugefasst – zwischen Daumen und Zeigefinger habe ich mich schließlich noch nie gebrannt. Das Blatt wird nun so lange zusammengefaltet, bis nur noch die ungefährliche Blattoberseite herausschaut, so sind die brennenden Nadeln nicht nur verpackt, sondern auch längst zerquetscht. Und nun kann man in dieses kleine Päckchen einfach hineinbeißen.

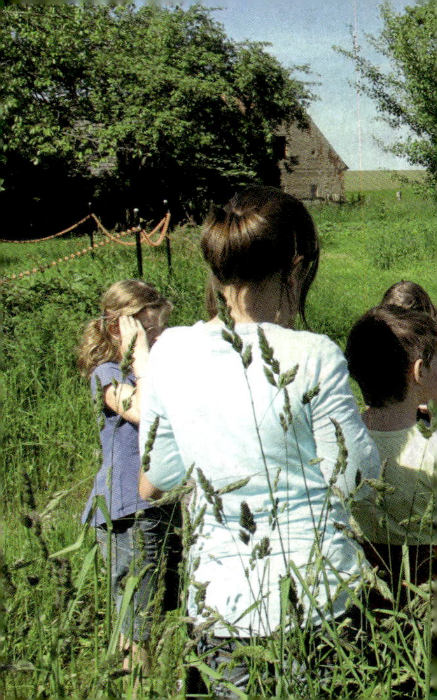

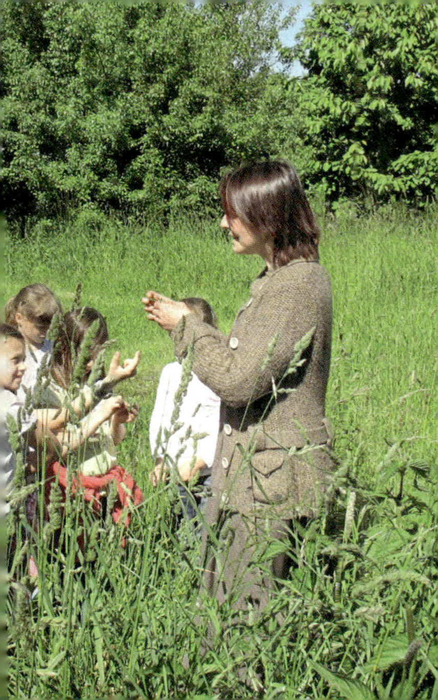

In einem Schulhort zeigte ich den Kindern auch die Alternative: Das Blatt mit der Blattoberseite nach unten auf die flache Hand legen und einmal fest in die Hände klatschen, damit werden die Brennhaare ebenso sicher unschädlich gemacht. Ein kleines Mädchen nahm diese Anleitung so ernst, dass ihre Handflächen trotzdem gehörig brannten – vom Klatschen.

Dann kann ein Strick oder Seil aus Nesselfasern hergestellt werden – bestens geeignet zum Budenbau ... (S. 44 ff.)

Das Märchen »Die wilden Schwäne« von Hans Christian Andersen zeigt den

Kindern, dass mit viel Mühe die Fasern sogar fein genug sein könnten, um Hemden herzustellen und den Nesseln Kräfte gegen bösen Zauber zugesprochen wurden.

Genaues Betrachten lässt männliche und weibliche Blüten erkennen. Manchmal, wenn man sich an einem schönen Tag vormittags, wenn die Luft trockener wird, still auf der Wiese zu einem Brennnesselmann setzt und genau hinschaut, kann man sogar sehen, wie sich die Blüten mit Miniexplosionen öffnen und dem Wind ihren Blütenstaub anvertrauen. Wer nicht so viel Geduld hat, nimmt einen Stängel mit und legt ihn auf einem schwarzen Blatt in die Sonne. Bald zeigt sich der explodierte Blütenstaub auf dem schwarzen Untergrund.

Beim genauen Ausschauhalten kann man fast immer angefressene Blätter finden und in ihrer Nähe eine Schmetterlingsraupe oder -puppe entdecken, die es dann für die nächsten Tage zu beobachten gilt!

Brennnesseljauche kann man prima mit Kindern gemeinsam ansetzen und sie auch gleich im Garten testen. Wie wäre es, einen Balkonkasten regelmäßig damit zu düngen, den anderen nicht? Am besten werden alle Beob-

achtungen, auch zwischendurch, aufgeschrieben oder fotografiert.
Und natürlich dürfen die Zubereitung von einem der Rezepte zusammen mit den Kindern und das gemeinsame Nesselessen am Schluss nicht fehlen.

Und nun viel Spaß mit der Alleskönnerin!

Rezepturen & Rezepte

Bildnachweis

Titelfoto: g215, Fotolia.com
Innenfotos: Seite 2, 15, 19, 27, 47, 89, 118/119: Grit Nitzsche, Falkenhain; Seite 7: perfectmatch, Fotolia.com; Seite 11: dabjola, Fotolia.com; Seite 22/23: emer, Fotolia.com; Seite 29: xalanx, Fotolia.com; Seite 36/37: Patryssia, Fotolia.com; Seite 42/43, 73, 94/95, 98/99, 105, 110/111: Colourbox.com; Seite 50/51, 86/87: Heike Rau, Fotolia.com; Seite 54/55: ursule, Fotolia.com; Seite 58/59: Magdalena Kucova, Fotolia.com; Seite 65: Sandra Neuhaus, Leipzig; Seite 69: goldbany, Fotolia.com; Seite 79: denio109, Fotolia.com; Seite 82/83: Hetizia, Fotolia.com